MÉMOIRE

SUR

LA GOUTTE, LES RHUMATISMES

ET

LES NÉVRALGIES;

Traitement aussi sûr que facile pour combattre ces cruelles affections;

AVEC L'EXPOSÉ DE LA MÉTHODE CURATIVE CHIMIQUE
ET LES PIÈCES JUSTIFICATIVES A L'APPUI.

PAR J. E. DAUPTAIN,

Pharmacien de l'Ecole de Paris.

Prix : 75 c.

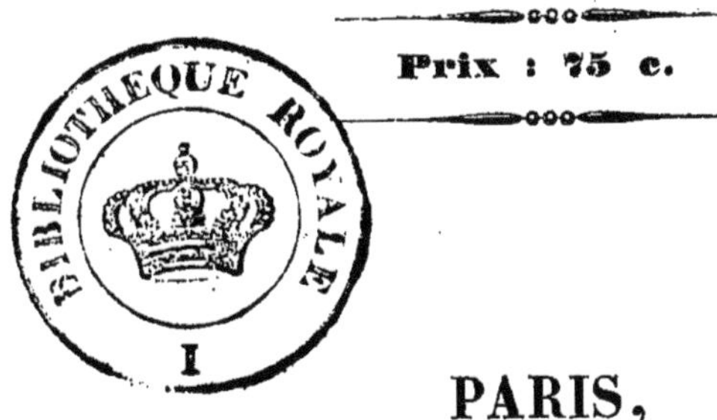

PARIS,

CHEZ L'AUTEUR, N° 2, CITÉ BERGÈRE.

1840.

SAINT-CLOUD. — IMPRIMERIE DE BELIN-MANDAR.

DE LA GOUTTE,

DES RHUMATISMES

ET DES MALADIES NERVEUSES.

L'opinion généralement répandue que la *goutte*, les *rhumatismes* et les *névralgies* sont incurables, ou qu'il est dangereux de les déplacer, doit attirer à quiconque prétend les guérir, la qualification de rêveur ou d'empirique ; c'est le sort réservé à tout novateur, quels que soient, d'ailleurs, sa position, ses études ou ses travaux scientifiques. L'immortel Jenner ne fut-il pas long-temps traité de charlatan, même en Angleterre ? et en France au dix-septième siècle, ne sait-on pas combien d'obstacles et d'ennemis le quinquina eut à vaincre avant que sa vertu fût enfin reconnue ! !

Les faits que nous rapportons sont extraordinaires sans doute, mais la chose mérite examen. Les cures merveilleuses que nous relatons sont authentiques, un grand nombre sont attestées par des personnes dignes de foi, que nous pouvons nommer. Les lettres que nous recevons, et dont nous transcrivons quelques-unes à la fin de cette brochure, émanent de personnes que leur

position met à l'abri de tout soupçon de complaisance.
Ces résultats précieux, ces témoignages honorables dé-
dommagent amplement des déboires inséparables des
études et des recherches sérieuses.

Nous ne demandons pas à être crus sur parole; nous
savons qu'il est difficile de faire passer la conviction
dans l'esprit d'un malade qui a éprouvé tant de mé-
comptes. L'incrédulité est bien permise, surtout en présence de ce charlatanisme éhonté, de ces préparations
prônées avec emphase comme des spécifiques, et recon-
nues, sinon dangereuses, du moins tout à fait inertes.
Nous voulons la critique, mais nous la voulons franche
et loyale. Les esprits sérieux et méditatifs s'arment du
doute comme d'un bouclier contre l'erreur; désireux
d'apprendre, ils cherchent les preuves, ouvrent les yeux
au jour, et s'inclinent avec respect devant la clarté lu-
mineuse de faits bien constatés.

Nous nous soumettons donc au jugement des hommes
éclairés, sans nous inquiéter de cette incrédulité pa-
resseuse et brutale qui refuse à la fois la croyance et
l'examen.

Quoique nos relations habituelles avec les médecins
des hôpitaux dont nous avons suivi assidûment les cli-
niques nous aient permis de faire nous-mêmes de nombreuses expériences; quoique notre position, comme
pharmacien et ex-élève de l'école pratique de pharmacie
de Paris, nous ait donné des occasions journalières de
comparer et de choisir les formules qui sont le plus
employées; d'étudier depuis plus de quatorze ans le
tableau mobile de la thérapeutique en vigueur dans le
traitement de ces terribles affections; quoique nous ayons
pu nous former une croyance réfléchie dans la bonté de

notre méthode, nous avons néanmoins voulu soumettre nos agents thérapeutiques à la sanction des médecins; et, c'est dans ce but que nous leur avons adressé, à ceux surtout qui, à raison de leur nombreuse clientèle, pouvaient faire plus d'expériences, la lettre que nous reproduisons ici :

« MONSIEUR LE DOCTEUR,

» Nous préparons à notre pharmacie, cité Bergère, n° 2, à Paris, un remède que l'expérience nous a donné le droit de regarder comme le spécifique des affections *goutteuses*, *rhumatismales* et *névralgiques*. L'action curative de ce médicament externe, favorisée par quelques moyens thérapeutiques consignés dans le CODEX et dans les formulaires, est, pour ainsi dire, immédiate surtout dans la période d'acuité.

» Comme nous, vous avez été à même de constater l'insuffisance des moyens connus; plus d'une fois, sans doute, vous avez remarqué que le traitement, en apparence le plus rationnel, produisait des effets contraires à ceux que l'on devait obtenir; vous savez enfin que beaucoup de praticiens ont fini par abandonner ces sortes de maladies aux seules ressources de la nature, désespérés qu'ils étaient de l'inutilité de leurs efforts pour arrêter la marche et les progrès de ces cruelles affections.

» En conséquence, nous pensons vous être agréables en vous offrant, pour combattre le genre de maladies dont nous parlons, un moyen thérapeutique puissant dont vous reconnaîtrez bientôt toute l'efficacité. Et, afin de vous mettre à même d'expérimenter notre *baume* et notre *sirop*, nous délivrerons gratuitement sur un mot

de vous la quantité dont vous aurez besoin pour vos es-
sais. »

Plus tard, nous faisions distribuer au nombre de plusieurs mille la circulaire suivante :

M.

« Nous sommes possesseurs d'une découverte que
l'expérience nous a donné le droit de regarder comme
un spécifique infaillible contre les DOULEURS de *rhumatismes*, de *goutte* et de *névralgies*. Déjà des expériences
multipliées ont été faites en ville et dans les hôpitaux;
et nous pouvons citer bon nombre de malades *instanta-
nément* soulagés et guéris radicalement en peu de jours
par l'emploi de notre remède anti-goutteux (1); mais,
pour éviter tout soupçon d'intelligence entre nous et
ceux dont nous aurions invoqué le témoignage, nous
avons pensé que le meilleur moyen de prouver la vérité
de notre assertion était de mettre les malades à portée
de faire eux-mêmes l'essai de notre médication anti-
rhumatismale.

» En conséquence, et *sur la présentation de cette
lettre*, on remettra *gratuitement*, à la pharmacie Bergère, cité Bergère, n° 2, un petit pot de baume et une
petite fiole de sirop, pour essai, avec le prospectus indi-
quant le mode d'emploi.

» Nous désirons que les malades fassent l'épreuve de
notre spécifique, assurés que nous sommes de ses excel-
lents résultats; et nous certifions, en outre, sur notre
honneur et notre responsabilité, que son emploi ne peut
avoir aucun inconvénient. »

(1) Voir les observations pratiques et les lettres, p. 24, 25 et suivantes.

Dans le même temps, nous annoncions par la voie des journaux que, d'après des expériences et des analyses chimiques, nous avions prouvé que notre remède était aux douleurs rhumatismales, ce qu'étaient l'iode aux maladies lymphatiques, les sels de quinine aux différentes fièvres, etc. Nous ajoutions que nous étions tellement certains de l'efficacité de notre remède que nous n'exigions le prix qu'après guérison, pourvu que les personnes présentassent des garanties morales.

Tout le monde a compris que, pour tenir un pareil langage et nous imposer de tels sacrifices, il fallait une foi vive dans la bonté de nos moyens de traitement; aussi avons-nous vu et voyons-nous tous les jours grand nombre de malades se présenter à notre cabinet de consultations; et, dans notre volumineuse correspondance, nous trouverions assez de détails et de renseignements pour faire l'histoire symptomatologique des maladies qui font le sujet de ce Mémoire, si déjà nous n'avions à notre disposition les ouvrages qui ont si bien traité cette matière, si déjà nous ne savions par cœur les théories et les doctrines émises par nos devanciers.

Ce serait ici le cas de faire la description de la goutte, des rhumatismes et des névralgies; d'exposer méthodiquement l'invasion, la marche et les symptômes de ces cruelles affections. Ce travail, en partie achevé, et trop long pour trouver place dans une analyse succincte où je ne relaterai que des faits et le traitement suivi dans notre établissement médical, se trouvera convenablement développé dans un ouvrage spécial qui ne tardera pas à paraître; constatons les résultats, enregistrons les preuves; mais, avant, qu'on nous permette quelques considérations qui répondront à l'objection qu'on nous a souvent faite.

Quoi! vous avez la prétention de guérir des maladies que les plus grands médecins de l'antiquité comme les plus savants docteurs de notre époque ont déclarées incurables ! ! !

Aujourd'hui que l'esprit humain, délivré des entraves inquisitoriales qui enchaînaient la pensée, satisfait avec fureur son ardente soif de découvertes; maintenant que les sciences et les arts se sont élancés dans les champs vastes et mystérieux de l'inconnu pour y trouver d'abondantes récoltes ; aujourd'hui que Daguerre est parvenu à fixer l'image, cet être fugitif, en immobilisant, pour ainsi dire, le passage si mobile des rayons lumineux; maintenant que M. Gannal a doté la science de procédés jusqu'alors inconnus pour conserver les matières animales et donner une apparence de vie à des cadavres humains, pourquoi la médecine, éclairée par la physique et la chimie modernes, n'aurait-elle pas aussi ses prodiges?

D'ailleurs, la sagesse providentielle a dû placer le bien à côté du mal, le remède à côté de la maladie. En effet, si l'expérience et l'analyse nous font reconnaître l'action délétère de telle substance, de telle plante, pouvons-nous nier la vertu bienfaisante de telle autre? Buchan, à la page 184 du troisième volume de sa *Médecine domestique*, dit : « On ne peut, on ne doit pas s'opposer à l'éruption de la petite-vérole, » principe erroné, fatale opinion qui trouve encore quelques partisans, malgré l'immense service, malgré les inappréciables bienfaits qui signalent l'introduction du virus-vaccin en France.

Chez quelques malades, nous le savons, l'heureuse influence produite par la présence du médecin agit quelquefois plus efficacement qu'aucun moyen pharmaceutique; oui, cela est vrai, pour certaines affections, mais il n'en est point ainsi d'une foule de maladies, et surtout des douleurs causées par la *goutte*, les *rhumatismes* et les *névralgies*. Sans remède spécial, point de soulagement, point de guérison possible.

Mais, cette panacée, faut-il pour la découvrir occuper le fauteuil académique ou siéger à l'Institut? Et, ne sait-on pas que les plus heureuses découvertes sont la plupart du temps dues au hasard! que le paysan le moins érudit a souvent obtenu avec des simples, dont il ignore jusqu'au nom, des effets curatifs qui ont mis en défaut la science des plus grands médecins. Non, les beaux discours ne guérissent pas; et dites-nous que sont devenues ces brillantes doctrines médicales? Soumises au creuset du temps, elles y ont été consumées. Si quelques-unes ont laissé des traces de leur passage, ajoutons que les plus fameuses n'ont pas toujours été les plus utiles.

Lorsqu'on y réfléchit, que d'ouvrages depuis Hippocrate jusqu'à nos jours n'a-t-on pas publiés sur le genre de maladies qui nous occupe? que de systèmes différents reposant presque tous sur des idées fictives plus ou moins ingénieuses!! Malheureusement les prétendues vérités physiologiques ne sont que des hypothèses; et ces longues et brillantes dissertations n'ont lieu bien souvent que pour se dédommager de la déception qu'on éprouve dans l'application de ses théories. Guérissez d'abord, vous discuterez ensuite, ou craignez que le pauvre goutteux ne trouve à vous faire la juste application de l'ingénieuse fable, l'*Enfant* et le *Maître d'école*.

Oui, guérir d'abord, discuter ensuite, telle est, telle a été notre maxime. Nous ne voulons pas dire pour cela

que la dissertation, c'est-à-dire l'interprétation raison-
née des phénomènes pathologiques soit toujours inutile,
nous voulons seulement constater leur inefficacité dans
le traitement anti-rhumatismal; nous soutenons enfin
que dans l'application des théories humorales le médecin ne peut faire un pas assuré sans le secours du
pharmacien-chimiste.

POURQUOI LES ANCIENS NE GUÉRISSAIENT-ILS PAS LES DOULEURS RHUMATISMALES, GOUTTEUSES, ETC.?

POURQUOI LES MODERNES NE SONT-ILS PAS PLUS HEUREUX DANS LE TRAITEMENT DE CES AFFECTIONS?

Les anciens croyaient que les substances les plus dis-
parates guérissaient les mêmes maladies. Aussi, toutes
les plantes, toutes les drogues étaient-elles mélangées,
combinées sans mesure. Les agents les plus énergiques
étaient associés à des matières inertes et ridicules qui se
décomposaient ou se neutralisaient réciproquement. Il
dut arriver à nos alchimistes ce qui advint à cette cé-
lèbre empoisonneuse, qui, ayant mêlé deux poisons végétaux différents, croyant ajouter à leur force, ne fit
qu'une composition qui excitait l'appétit. En effet, que
de substances inertes séparément deviennent par leur
combinaison un mélange énergique, un poison violent,
et *vice versâ;* est-il étonnant qu'avec une polypharmacie aussi dévergondée nos pères ne soient pas parvenus
à la cure des maladies dont nous nous occupons?

Quoi qu'il en soit, les œuvres du père de la médecine, la polypharmacie des galénistes, les découvertes
de Paracelse et des alchimistes de son temps, les travaux de Boerhaave, ont laissé des traces de leur pas-

sage; les écrits, les formules qui nous viennent d'eux
sont une mine féconde où l'on peut puiser avec d'autant
plus de fruit qu'on se rend mieux compte des réactions
chimiques sur lesquelles les anciens n'avaient que des
idées erronées. Il fallait, ce reproche s'adresse principa-
lement à l'école de Broussais, qui a eu sur la thérapeutique
une si grande influence, influence funeste surtout aux
rhumatisés et aux goutteux; il fallait, mettant à profit nos
connaissances chimiques, ne pas délaisser l'étude des
médicaments. On en a beaucoup supprimé, et l'on a eu
raison; mais était-il sage de tout rejeter comme inutile.
Est-ce quand l'état de la civilisation ou le besoin de
satisfaire un luxe effréné ont introduit parmi nous de
nouvelles maladies que l'on doit proscrire de la thérapeutique certaines préparations qu'une main habile
pourrait faire servir au soulagement de l'espèce hu-
maine? Que de milliers de plantes, maintenant foulées
aux pieds ou abandonnées comme inutiles, fourniront
un jour, grâce aux progrès de la chimie, des produits
médiats et immédiats si précieux pour l'art de guérir!
Que de ressources ont offert à la pratique médicale les
analyses végétales, quoique si peu nombreuses et tellement récentes, qu'il y a trente ans on ne connaissait
pas encore la quinine, la strychnine, la vératrine, la
morphine, la codéine, et tant d'autres alcalis végétaux
dont l'emploi, sagement ordonné, peut produire de si
beaux résultats? Les Bergmann, les Scheel, les Lavoi-
sier, les Davy, les Fourcroy, les Vauquelin, les Lau-
gier, les Robiquet, etc., etc., ont rendu, comme chi-
mistes, plus de réels services à l'art de guérir que la
plupart des auteurs de ces fameuses théories médicales,
qui, tout occupés du *pour* ou du *contre*, de la défense

ou de l'attaque, et toujours prêts à se faire écharper pour un point de doctrine, ont rejeté comme indigne d'eux la connaissance des médicaments.

Personne plus que nous ne vénère et ne respecte les médecins véritablement instruits ; nous rendons hommage à leurs talents et à leurs connaissances universelles ; mais nous nous élevons de toutes nos forces contre les tendances de ces demi-savants, qui, attachés à un système médical qu'ils adoptent exclusivement, oublient qu'il existe des moyens curatifs dont ils ne se doutent même pas.

Nos anciens, il est vrai, attribuaient aux agents thérapeutiques des propriétés exagérées, et cachaient leur ignorance sous un vain étalage de médicaments. Aujourd'hui nos batailleurs modernes ne croient plus à la propriété d'aucun. Qu'en résulte-t-il ? c'est que les études en matière médicale, regardées comme inutiles, sont à peine effleurées. Et, si l'art de guérir ne participe pas toujours au progrès général, on doit en voir la cause dans l'abandon des connaissances thérapeutiques. Le mal que nous signalons est-il réel ? nos reproches sont-ils fondés ? Ecoutons ce que dit à ce sujet le savant pharmacien en chef de l'Hôtel-Dieu de Paris : « On commence à s'apercevoir que le mince bagage pharmaceutique des écoles de Pinel et de Broussais est loin de satisfaire à toutes les exigences des maladies. On sent de toutes parts le besoin d'études plus sérieuses en pharmacologie que celle qu'a faite la génération médicale présente ; on commence à s'apercevoir que, pour être bon médecin, il ne suffit pas de connaître avec une rigueur mathématique les lésions cadavériques, la marche, les symptômes et la terminaison d'une maladie ;

que s'il est indispensable de pouvoir constater les désordres occasionnés par elle, il est plus important encore de les prévenir. Le but, en définitive, est de guérir; et, comme chacun veut l'atteindre, aussitôt qu'on a des malades à soigner, on cherche à connaître les moyens dont la science dispose pour s'opposer aux maux de l'humanité. C'est alors que le jeune médecin s'aperçoit combien ses études pharmacologiques ont été négligées. Il cherche, s'il n'est point emporté par le tourbillon des affaires, à compléter ses études de matière médicale; et, pour cela, il consulte avidement tous les formulaires; mais ce n'est pas là qu'il peut puiser les principes qui lui manquent, il faut prendre l'édifice par sa base, s'il veut construire quelque chose de durable. »

DESCRIPTION RAPIDE

DES PRINCIPAUX SYMPTÔMES DES DOULEURS ARTHRITIQUES.

Les affections goutteuses, rhumatismales et névralgiques ont, selon nous, la même origine, la même cause. Outre que cette opinion a été émise par un grand nombre de médecins, nous avons pour nous les faits. Nous verrons que le même remède agit également bien dans l'un ou l'autre cas.

Nous savons qu'il est difficile de faire comprendre à quiconque est étranger à la médecine et surtout à la chimie, la similitude d'origine entre des affections qui offrent des différences dans leurs symptômes, leur marche ou le siége qu'elles occupent; et pourtant l'analyse chimique démontre cette vérité, que leur source est commune, que leur cause est identique; nous y reviendrons tout à l'heure; occupons-nous de décrire succinctement les maladies qui font le sujet de cet opuscule.

De la goutte. — Celle qu'on nomme régulière, se manifeste au printemps ou au commencement de l'hiver. La douleur qui ressemble assez à celle qu'on éprouverait si un os avait été disloqué, se fait sentir au gros orteil, quelquefois au talon, d'autres fois à la cheville ou au mollet; arrivent ensuite le frisson, un peu de fièvre, précédés d'une sensation semblable à celle que causerait l'eau froide versée sur la partie malade.

La douleur, supportable d'abord, augmente progressivement. Les os du tarse et du métatarse sont le siége d'une vive souffrance; c'est l'effet d'un fer rouge qu'on approcherait du pied; c'est une pression, un déchirement indéfinissable; il semble qu'une bête féroce vous broie les os. La sensibilité est si grande que le plus léger contact, le drap, la couverture vous paraît d'un poids immense; on ne sait quelle position tenir, toutes les situations sont douloureuses, le moindre bruit, le pas de quelqu'un qui marche dans la chambre, tout fait souffrir le malade. Ces tourments durent environ vingt-quatre heures, alors la partie affectée se gonfle avec rougeur et chaleur; la transpiration survient, le malade s'endort et s'éveille moins souffrant; après ce premier accès et jusqu'à ce que l'attaque de goutte soit terminée, tous les soirs la maladie subit un léger paroxysme; très-souvent les mêmes phénomènes se passent sur les deux pieds ensemble ou alternativement, sur une seule articulation ou sur plusieurs à la fois; les souffrances sont les mêmes, c'est-à-dire insupportables, atroces. Cette série de phénomènes s'appelle *attaque* de goutte.

Cette attaque dure plus ou moins longtemps, selon

l'âge, la force, la disposition du malade et la constitution de l'année ; ordinairement c'est quinze jours, quelquefois un mois, deux mois et même trois mois ; pendant ce temps le malade n'a pas d'appétit, ses urines,
peu abondantes, sont rouges et sédimenteuses.

Nous renverrons à notre ouvrage pour la description
des altérations qui peuvent survenir à la suite de pa-
roxysmes répétés ; la forme et le but de cette brochure
ne nous permettent guère de nous étendre davantage.

Du rhumatisme articulaire. — Comme la goutte, il
a son siége dans l'articulation ou les articulations.
Comme elle il est accompagné de douleurs excessives.
Le printemps et l'automne sont les saisons où il se fait
sentir le plus communément. Une transpiration arrêtée,
l'humidité des habits, des lits ou des logements, le sé-
jour dans des lieux bas et marécageux, les pieds dans
l'eau ou le repos sur une terre humide sont autant de
causes du rhumatisme articulaire aigu.

Des rhumatismes chroniques et des névralgies. — Ces
affections, dès leur début, diffèrent des premières par
leur siége et par leur extrême mobilité, c'est-à-dire que
sans cause appréciable elles abandonnent les articulations
qu'elles avaient d'abord envahies pour se porter sur des
masses musculaires éloignées de toutes jointures, dans la
tête, sur les épaules, le cou, l'estomac, l'abdomen, les
reins, les cuisses, les mollets, etc., ordinairement sans
gonflement ni rougeur. En général, la pression n'est point,
comme dans la goutte et le rhumatisme articulaire, sensible et douloureuse. Chez quelques personnes, au con-
traire, la pression avec la main procure un soulagement
momentané, tandis que le moindre effort musculaire
cause une douleur très-vive. Dans certains cas l'inva-

sion du rhumatisme et de la névralgie s'annonce par quelques symptômes différents ; tantôt elle a lieu par une douleur vague et fugace, qui s'accroît avec plus ou moins de rapidité ; tantôt violente et soudaine comme l'éclair, elle prive de tout mouvement, rend immobile sur la place, et, sans un mur, un appui quelconque, le malade tomberait infailliblement. Comme dans la goutte les souffrances sont horribles ; c'est une douleur lancinante, un mal semblable à celui que produirait un instrument aigu ou des lames qu'on enfoncerait dans la partie malade. Chez celui-ci c'est une tension, une sorte de constriction intolérable ; chez celui-là une sensation de morsure, de déchirement ; chez quelques-uns c'est un simple picotement, un engourdissement incommode ; chez d'autres c'est une raideur du membre telle que toute flexion devient impossible.

Dans le livre que nous annonçons, un long chapitre sera consacré à l'historique des rhumatismes et des névralgies, de leur cause, de leurs différences par rapport à l'âge, au sexe, au tempérament, à la constitution, aux professions, aux climats et à la disposition héréditaire ; disons seulement ici que les vicissitudes atmosphériques ont ordinairement une grande influence sur ces maladies ; cela est si vrai, que certains rhumatisés annoncent et prévoient sûrement un changement dans la température. Ce sont, selon l'expression d'un savant, de véritables baromètres vivants.

Ajoutons que le rhumatisme, d'après les parties qu'il envahit, prend des dénominations différentes. Si le siége est la tête, on l'appelle *gravedo;* s'il est au cou, on le nomme *torticolis;* pleurodynie, quand il attaque les muscles de la poitrine ; *lombago* si la région lombaire est le point douloureux ; *sciatique* si c'est l'articulation du fémur avec la hanche, ou le nerf sciatique qui est affecté.

Quelles sont les causes de ces maladies ? Pour répondre convenablement à cette question, il faut entrer dans des détails qui ne peuvent trouver place ici. Avant d'exposer notre théorie qui repose sur des faits, un mot sur les doctrines anciennes.

Galien et les médecins des siècles reculés considéraient l'*arthritis* comme une fluxion irrégulière, tantôt de la pituite, tantôt des fluides bilieux. Selon les uns, la cause était un liquide âcre et caustique, susceptible de se porter d'un lieu à un autre, et d'une nature particulière ; selon les autres, c'était un fluide gazeux charrié avec les humeurs dans les tissus organiques, ou bien le sang qui entraînait dans le torrent de la circulation des humeurs dépravées capables d'obstruer les viscères et surtout l'estomac. Ceux-ci prétendaient que c'était une humeur viciée qui coulait de la tête et se portait dans différentes parties du corps ; ceux-là l'attribuaient à la faiblesse de l'estomac qui sécrète des humeurs telles qu'elles portent leur action sur les articulations et les glandes synoviales ; d'autres enfin qu'elle vient d'une suppression de la transpiration.

Quoi qu'il en soit de ces théories, on comprend que le traitement de ces affections a dû se ressentir de la divergence des opinions, de la prédominence de tel ou tel système. Aussi a-t-on préconisé, employé tour à tour les stimulants, les toniques, les purgatifs et les sudorifiques ; l'on a eu recours aux vésicatoires, aux cautères, aux ventouses scarifiées, à la saignée, aux sang-tc., etc., et presque toujours sans résultat ; aussi

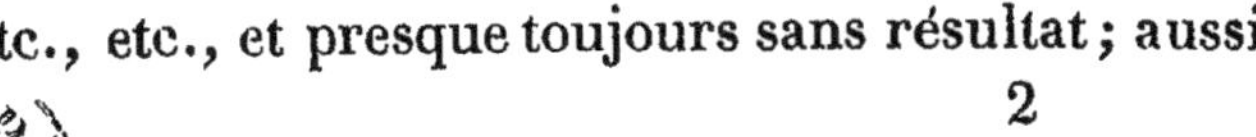

la plupart de ces savants, voyant échouer leurs tentatives pour le traitement rationnel de ces cruelles affections, désespéraient-ils de la guérison et finissaient par abandonner les malades aux seules ressources de la nature.

Ce peu de succès doit-il nous étonner, si nous nous reportons à cette époque où, comme nous l'avons dit plus haut, les connaissances chimiques et anatomiques étaient tout à fait nulles, où toutes les substances médicamenteuses étaient mêlées sans discernement et sans mesure? mais aujourd'hui que le scalpel de l'anatomiste nous a fait voir les altérations organiques rencontrées dans les articulations des goutteux et des rhumatisés; que nous avons constaté l'opacité des membranes synoviales, l'infiltration du tissu cellulaire, les indurations et les nodosités dans les muscles et les tendons; aujourd'hui que l'analyse chimique nous a fait connaître la nature des concrétions, des tophus trouvés dans les articulations de ces mêmes malades; que la composition intime de toutes les sécrétions, que les altérations qui surviennent par la suppression ou l'élimination d'un des principes constituants des sangs veineux et artériel ne sont plus ignorées, il est impossible, dans l'état actuel de nos connaissances, que l'homme qui s'occupe sérieusement et *spécialement* de combattre, de neutraliser ce principe rhumatismal et goutteux, n'arrive pas à de bons résultats.

Les maladies que nous mentionnons font depuis longtemps l'objet de notre unique étude. Loin de nous la prétention d'avoir amené à sa dernière limite le traitement anti-arthritique, mais du moins nous pouvons avancer que jamais médication n'obtint plus de succès que la nôtre; c'est qu'au lieu d'affaiblir nos rhumatisés par les drastiques, les sudorifiques et les émissions sanguines, qui n'ont jamais produit qu'un mieux momentané; au lieu d'employer ces moyens violents qui n'amoindrissent l'intensité du mal qu'en raison des forces qu'ils enlèvent au malade, au lieu de détruire, *nous fortifions, nous harmonisons.*

Notre remède, appliqué sur une articulation labourée par la goutte, dissout les concrétions, les *nodus,* et agissant chimiquement sur les différents sels dont se composent ces tophus, il les rend solubles et les fait passer dans le torrent de la circulation.

Appliqué sur les masses musculaires, sur les différentes parties envahies par les rhumatismes et les névralgies, il agit par voie d'absorption; il rend à la lymphe et au sang les éléments qui leur manquaient. Le sang, de pauvre et de visqueux qu'il était, reprend sa limpidité et sa belle couleur rouge; la circulation se rétablit et porte dans toute l'économie la chaleur vitale; la douleur cède, aussitôt que ces phénomènes ont lieu; le soulagement est pour ainsi dire instantané; et si les crises reviennent, elles sont de courte durée, se font sentir moins vivement et finissent par disparaître tout à fait par l'emploi de nos moyens thérapeutiques continués quelque temps.

Loin d'épuiser les forces du goutteux, nous rendons au sang l'oxygène qui le rend vital; la débilitation, c'est l'expérience qui nous l'apprend tous les jours, active, accélère l'attaque de goutte ou de rhumatisme, et si quelquefois nous conseillons l'usage des légers sudorifiques ou des laxatifs, c'est afin de produire certaines évacuations, soit par la peau, soit par les autres surfaces excrétoires, et diminuer d'autant l'état de pléthore dans lequel se trouve l'homme menacé de la goutte.

D'après notre manière de voir; les saignées et les applications de sangsues sont des moyens dangereux ; s'il est quelques cas exceptionnels, disons qu'ils sont très-rares. En effet, pourquoi priver l'économie d'un fluide essentiel à la vie, à l'existence du goutteux surtout ? ses forces s'écoulent par la piqûre qu'a faite la sangsue, ou par l'ouverture qu'a pratiquée la lancette; qu'il se rappelle l'aphorisme d'Ambroise Paré, de ce savant auquel la ville de Laval vient d'élever des statues : *le sang, c'est le trésor de la vie....., avec le sang l'esprit vital se perd, les forces s'affaiblissent et le corps se refroidit.*

TRAITEMENT DES DOULEURS.

Notre remède anti-arthritique est externe. Il consiste dans une pommade ou baume avec lequel on se frictionne sur toutes les parties qui sont le siége du mal. Chacun sait que les médicaments externes n'agissent qu'autant que l'absorption s'est bien faite ; c'est pour faciliter cette absorption que nous avons composé un *sirop* qui, pris avant les frictions à la dose de une à deux cuillerées à café, active singulièrement l'action curative de notre remède. Ainsi la pommade et le sirop font la base du traitement prescrit par notre associé, le docteur consultant, à notre établissement spécial, cité Bergère, n° 2, à Paris.

MODE D'EMPLOI DU BAUME ET DU SIROP.

Traitement de la goutte. — Lors de l'invasion, au début du paroxysme, le malade prendra, pur ou dans un peu d'eau, deux cuillerées à café de sirop; immédiatement après, il frictionnera légèrement avec la main, ou mieux avec l'extrémité des doigts, la partie malade avec gros comme une forte noisette du baume-Dauptain.

Si la sensibilité est telle que le plus léger frottement ou même le froid causé par l'application de la pommade augmentent la douleur, il faudra faire chauffer dans une cuillère d'argent, et à une douce chaleur, la quantité de baume nécessaire à la friction, cette quantité doit être plus forte surtout dans la période d'acuité.

Les frictions, tant que la douleur persistera, se feront toutes les trois heures, et l'on pourra recouvrir les parties frictionnées avec un cataplasme de farine de graine de lin, à nu ou mieux entre deux mousselines claires.

Le sirop ne se prend qu'à la dose de trois à quatre cuillerées à café par jour, une ou deux avant la friction du matin, et deux avant la friction du soir, mettant un intervalle de trois heures avant ou après le repas.

Lorsque la douleur aura cédé, les frictions ne se feront que deux fois par jour, matin et soir.

On recouvrira les parties frictionnées avec de la toile, si l'articulation malade peut en supporter le contact.

Traitement du rhumatisme. — Quel que soit le siège de la douleur, il faut frictionner avec l'extrémité des doigts assez longtemps pour faire absorber en grande partie par la peau la quantité de *baume* employée; cette quantité, ordinairement du volume d'une noisette, doit du reste être en rapport avec l'étendue du mal.

Le sirop sera pris deux fois par jour à la dose de deux cuillerées à café chaque fois, avant la friction du matin et celle du soir.

Si le rhumatisme est à l'état aigu, les frictions avec

la pommade pourront se faire toutes les trois heures.

Dans le cas de rhumatisme chronique sans douleur aiguë, on se frictionnera deux fois par jour.

Si la douleur occupe des régions profondes, les frictions se feront sur la partie la plus rapprochée du siége du mal, et en même temps le long de la colonne vertébrale.

Tous les deux jours, il faut avoir le soin de laver les parties frictionnées avec de l'eau de son, afin de désobstruer les pores de la peau et faciliter l'absorption de notre baume.

Traitement des névralgies, de la migraine et des céphalalgies. — Comme dans les douleurs rhumatismales, l'usage de notre baume et de notre sirop procure un soulagement instantané.

Si le siége de la souffrance est la tête, on frictionne doucement les tempes et le front avec la pommade, puis on recouvre les parties frictionnées avec un bandeau en toile.

Si la douleur se fait sentir profondément dans l'oreille, on y introduit avec précaution une petite boule de coton ou de ouate enduite de baume.

Le sirop se prend également deux fois par jour, avant la première et la dernière friction, savoir : une cuillerée à café le matin et deux cuillerées à café le soir, pur ou dans une cuillerée d'eau, observant toujours un intervalle de trois heures avant ou après le repas.

L'usage de notre remède anti-arthritique n'exige aucun régime sévère. La réaction chimique qui a lieu lors de l'absorption du baume est toute bienfaisante et favorise la circulation sans occasionner le moindre désordre dans l'économie. Si quelques légers boutons apparaissent à la suite des frictions, le peu d'irritation ou de cuisson qu'ils occasionnent se dissipe de lui-même ou mieux par l'application de quelques cataplasmes de farine de graine de lin.

L'avantage que présente cette médication sur toutes les autres, c'est qu'on peut s'y soumettre en tout temps sans rien changer à ses habitudes ; c'est que jamais il ne détermine d'accidents et ne compromet la santé.

Dans le principe, notre traitement ne consistait que dans l'emploi d'un baume auquel nous avons donné notre nom, mais le défaut d'absorption nous ayant valu quelques insuccès, nous avons dû nous occuper de parer à cet inconvénient. Depuis qu'immédiatement avant les frictions nous conseillons l'usage de notre sirop à des doses minimes, nous pouvons dire que du grand nombre de malades qui ont employé nos moyens, il n'en est pas un seul qui n'ait éprouvé ses heureux effets. Du reste, comme en médecine les faits sont seuls concluants ; nous nous hâtons de rapporter nos observations pratiques.

OBSERVATIONS.

Première Observation.

Le 2 mai 1840, M. Drouard, propriétaire à Conlie (Sarthe), nous écrivait que depuis longtemps il éprouvait des douleurs rhumatismales dans les reins (lombago) qui le retenaient au lit et le faisaient horriblement souffrir. Nous lui expédiâmes notre remède, dont il désirait faire usage; quelque temps après, il nous adressait la lettre suivante :

Conlie, le 4 juin 1840.

« Monsieur,

» J'ai l'honneur de vous faire parvenir l'argent que je vous dois pour le baume que vous m'avez envoyé; je me trouve bien de son usage et je continuerai jusqu'à sa fin. S'il m'en fallait encore, je vous écrirais et vous prierais de m'en expédier une autre boîte.

» J'ai l'honneur d'être, monsieur, votre très-humble serviteur.

» DROUARD. »

Lettre du même malade.

Conlie, le 9 juillet 1840.

« Monsieur,

« Je vous prie de m'envoyer de suite un pot de votre baume pour les rhumatismes. J'ai employé le premier qui m'a beaucoup soulagé s'il ne m'a complétement guéri. J'espère que le deuxième me débarrassera tout à fait.

» Je joins ici un mandat sur la poste pour le prix du deuxième. Je vous ai adressé par le même moyen l'argent pour le premier; je pense que vous l'avez reçu.

» Veuillez me croire, monsieur, votre serviteur.

» DROUARD. »
A Conlie, par le Mans (Sarthe).

Deuxième Observation.

M. l'abbé Viquesnel, curé d'Illiers-l'Evêque (Eure), nous faisait part le 5 mai 1840 de la triste position d'une personne de sa paroisse :

Depuis quatre ans, nous disait-il, la malade pour laquelle je réclame vos conseils « est affectée d'un rhumatisme fibreux ; la maladie l'a prise d'abord dans la jambe gauche ; bientôt le mal s'est porté sur la droite, et a fait endurer à cette malheureuse femme les plus cruelles souffrances. Tous les remèdes ont été tentés ; parmi les moyens externes, les saignées, les sangsues, les vésicatoires, les fumigations, les bains, les frictions alcooliques et éthérées ; et, parmi les internes, les sudorifiques et les purgatifs de toute espèce. S'il y a eu parfois un peu d'amélioration, c'était un mieux momentané ; bientôt les douleurs revenaient plus intenses.

» Voilà quel est l'état de la malade ; et si en conscience vous jugez à propos d'envoyer votre remède antirhumatismal vous le ferez de suite, je vous en payerai le montant par un bon sur la poste.

» J'ai l'honneur, etc. »

Quelques jours après, la lettre suivante arrivait à notre adresse.

Illiers, 18 mai 1840.

« Monsieur,

» Le remède que vous m'avez adressé pour la malade a produit de l'amélioration, même très-sensible ; mais le pot n'étant pas entièrement terminé, je ne peux pas vous affirmer que la guérison soit complète ; j'aurai l'honneur de vous récrire pour vous donner avis du résultat.

» Je vous envoie le montant de la boîte de baume.

» J'ai l'honneur de vous saluer.

» VIQUESNEL. »
Curé d'Illiers.

Troisième Observation.

M. Bernier, officier en retraite à Châlons-sur-Marne, était atteint depuis longtemps d'une affection rhumatismale intense. Ayant appris par la voie des journaux que nous nous occupions spécialement du traitement de ces maladies, il nous écrivit à la date du 28 mars 1840.

« Monsieur,

» La science des plus grands médecins, le sirop Boubée et mille autres remèdes annoncés jusqu'ici comme la panacée universelle, ayant été impuissants pour la guérison du rhumatisme articulaire ou goutte dont je suis affecté depuis 1826, je vous avoue franchement que je n'accueille qu'avec une extrême réserve l'annonce contenue dans les journaux, que vous guérissez ces maladies par un traitement externe; cependant nous voyons chaque jour des découvertes qui nous étonnent, et il serait trop heureux que l'humanité vous dût celle par laquelle elle serait soulagée d'une si cruelle souffrance.

» Officier en retraite, ayant fait les guerres de l'empire, etc. » (Suivent les détails et la description des symptômes qui caractérisent les douleurs rhumatismales, etc., etc.)

Notre remède, accompagné du mode d'emploi, fut immédiatement envoyé au malade. Trois mois après, madame Bernier nous priait de lui expédier une autre boîte de notre baume. La lettre suivante fera connaître le résultat qu'on obtint dans l'un et l'autre cas :

Châlons-sur-Marne, 4 août 1830.

« Messieurs,

» Lorsque votre premier envoi de baume m'est parvenu, mes douleurs avaient un peu diminué, et je n'ai pas fait un usage immédiat de votre remède; mais, après quelques jours d'une tournée en voiture, mes souffrances revinrent avec un gonflement considérable des deux genoux, et, après quatre jours consécutifs d'emploi du baume, j'ai été guéri comme par enchantement, au grand étonnement de mon médecin, qui, ne se refusant pas à l'évidence, voulut faire essai de ce remède sur plusieurs de ses clients, qui s'en sont trouvés également bien. Cependant un bourgeois de la ville, qui fit venir un pot de baume, n'éprouva pas le même soulagement (1) et voulut aller prendre les eaux de Bourbonne d'où il n'est pas encore revenu.

» Il y a quelques jours, mes douleurs se sont renouvelées assez intenses sous la plante du pied droit, et alors je vous fis prier par ma femme de m'adresser une seconde boîte de baume à laquelle vous voulûtes bien joindre un flacon de sirop que j'ai pris entièrement, selon l'ordonnance, en faisant les frictions. Pendant ce traitement, j'ai gardé la chambre; la douleur a complétement cédé. Je n'éprouve plus en marchant qu'une légère gêne, et je n'ose encore mettre de chaussure, dans la crainte de sentir augmenter le mal. Jusqu'ici donc, votre remède me fait un bien infini, et je le continue trois fois par jour, observant le régime indiqué.

» Il m'a paru que l'emploi du sirop portait à la peau une transpiration assez active et bienfaisante, c'est tout ce que j'ai observé de ce traitement interne.

» Agréez, je vous prie, messieurs, la nouvelle assurance de ma considération très-distinguée.

» BERNIER, »
Rue Grande-Etape, n° 40, à Châlons-sur-Marne.

Quatrième Observation.

M. le comte d'Arthel souffrait horriblement d'un rhumatisme

(1) A cette époque quelques insuccès nous ont été signalés. Persuadés qu'ils devaient être attribués à la non-absorption du baume (les médecins savent que l'absorption ne se fait pas également bien chez tous les sujets), nous avons obvié à cet inconvénient en composant un sirop qui, quoique pris à des doses minimes, favorise l'absorption et détermine l'action curative de notre remède externe.

au bras gauche ; il nous pria de lui envoyer notre remède contre les douleurs ; quelques jours après, il nous adressait la lettre suivante :

Arthel, 30 juin 1840.

« Un de mes parents, monsieur, partant pour Paris, veut bien se charger de l'argent que je vous dois pour le baume que vous m'avez envoyé et qui m'a fait le plus grand bien. Veuillez fairé porter votre mémoire chez M. de Coubert, rue de Vendôme, n°8 ; lui ou son concierge vous remettra ce que je vous dois.

» Recevez l'assurance de ma considération.

» Le comte d'ARTHEL. »

Cinquième Observation.

Paris, le 1er mai 1840.

« Monsieur,

» Dans les premiers jours de février, je fus atteint de douleurs rhumatismales qui n'étaient pas nouvelles pour moi, car j'en ai souffert pour la première fois il y a plus de quinze ans ; mais jamais elles ne se firent sentir avec plus de violence que cette fois ; il me serait impossible de décrire les souffrances que j'endurais. Au moindre mouvement, la douleur m'arrachait des cris ; je ne pouvais ni m'allonger, ni supporter la chaleur du lit ; et c'est dans un fauteuil, les jambes appuyées sur une chaise, que je passais les jours et les nuits. Toutes les demi-heures à peu près, j'avais des crises qui me rétractaient les jambes, surtout la droite, et le bras droit. Les sangsues, les cataplasmes, les vésicatoires, les potions calmantes, etc., etc., tout a été employé en vain. Mon état empirait, et j'appelais la mort comme le seul remède à mes maux. Cette position durait depuis vingt jours lorsque j'appris que vous aviez un spécifique contre les douleurs. Mon fils, qui fit part de ma triste situation au médecin votre associé, me rapporta de votre pharmacie une boîte de baume et du sirop dont je fis usage selon la prescription que vous m'aviez donnée. Après la deuxième dose de sirop et la quatrième friction avec le baume, je m'endormis profondément pendant six heures. Je fus éveillé par une douleur bien vive, mais de courte durée ; nouvelle dose de sirop, nouvelle friction, puis sommeil paisible et d'autant plus prolongé que depuis longtemps je n'avais pas reposé un quart d'heure de suite. Mes souffrances revenaient de loin en loin et toujours en diminuant. Enfin je pus allonger les jambes et me tenir couché dans mon lit ; après quatre jours de traitement, je ne ressentais plus aucune douleur, seulement j'étais très-faible. Ma convalescence dura quinze jours, après quoi j'ai repris mes occupations. Je vous dirai que depuis cette attaque, dont le souvenir seul me fait frissonner, je ne me suis jamais mieux porté. Ma famille, qui est nombreuse, a été témoin des effets vraiment merveilleux qu'a produits sur moi votre heureuse découverte. Je me plais à entrer dans tous ces détails et à rendre ce témoignage public pour que ceux qui souffrent puissent comme moi trouver la guérison dans votre remède.

» Croyez, monsieur, à toute la reconnaissance et au dévouement de votre très-humble serviteur.

» MASSÉ-MARGNIAUT. »
85, rue Saint-Louis, au Marais.

Sixième Observation.

Paris, le 3 juillet 1840.

« Mon cher monsieur,

» Je ne puis résister plus longtemps au désir de vous exprimer, tant en mon nom qu'en celui de ma Félicie, toute notre reconnaissance pour le bien-être que vous avez procuré à cette dernière par votre sirop et votre baume contre les rhumatismes.

» La pauvre petite malade, atteinte, comme vous le savez, de rhumatisme aigu de toutes les articulations, et que je cherchais en vain, depuis plusieurs jours, à combattre par le repos au lit, la diète, les cataplasmes, les frictions, etc., etc., s'est trouvée en quelques heures sensiblement soulagée par le sage et rationnel traitement conseillé par votre médecin consultant. Vos deux préparations antirhumatismales ont vraiment fait merveille ; veuillez en juger par le détail suivant :

» Ma chère Félicie, ainsi que je le dis plus haut, était affectée de rhumatisme articulaire général aigu, qui lui causait les plus horribles souffrances. La tuméfaction, la rougeur, la fièvre, la soif, l'agitation et l'insomnie, tous ces symptômes réunis rendaient la vie de ma chère Félicie vraiment intolérable !! Fatigué alors de l'insuccès obtenu par tous les agents thérapeutiques employés jusque-là, je me déterminai à recourir à vos moyens, dans lesquels, je l'avouerai, je n'avais qu'un bien faible degré de confiance. C'était alors le quatrième jour de la maladie, vers les huit heures, que je commençai l'emploi du sirop et du baume ; et, à peine dix heures étaient-elles écoulées que déjà la pauvre malade en ressentait les salutaires effets : transpiration abondante, cessation en très-grande partie des douleurs, diminution sensible du gonflement et de la rougeur, et enfin sommeil paisible durant quatre heures. Au réveil, nouvelles douleurs, mais moins intenses ; seconde dose de sirop et seconde friction, même calme que la première fois ; enfin troisième, quatrième, cinquième et sixième frictions et doses de sirop ; déjections alvines abondantes suivies de convalescence fort courte et de guérison complète.

» Voilà, mon cher monsieur Dauptain, les effets heureux de votre traitement, dont nous vous savons un gré infini, ma fille et moi.

» Puisse ce témoignage sincère vous dédommager un peu de la contrariété que j'ai pu vous causer par mon incrédulité dans vos moyens thérapeutiques.

» Croyez à mon entier dévouement.

» SIMON. »

Médecin oculiste, 247, rue Saint-Denis.

Septième Observation.

Madame la comtesse de Lafrenaye, après avoir fait usage de notre remède, nous rendait compte du résultat qu'elle avait obtenu dans les termes suivants :

Du Château de Fontaine, près Nonancourt, 16 mai 1840.

« J'ai attendu, monsieur, que j'aie fini l'emploi du premier petit pot de baume dont je suis déjà bien satisfaite. Je vais vous expliquer tout ce que je lui dois. J'ai fait le premier essai sur mon pied droit le plus malade ; il a diminué l'inflammation, ôté les rétractions que le moindre mouvement me faisait éprouver. J'en ai fait usage aussi sous le jarret, et sur ce gros muscle qui tient à la cuisse ; et j'ai obtenu que ce genou droit que je ne pouvais pas séparer de l'autre sans douleur m'a permis aujourd'hui d'y passer facilement mes bas, etc., etc.

» Agréez, monsieur, l'expression de ma reconnaissance et de mes sentiments distingués.

» GOULET, comtesse de Lafrenaye. »

Huitième Observation.

Paris, le 12 juillet 1840.

« Monsieur,

» Attaqué d'une névralgie dont le siége principal était l'oreille, je souffrais depuis quinze jours des douleurs insupportables qui me privaient de sommeil, et ces douleurs avaient résisté à un traitement médical rationnel. Les frictions avec votre baume et son introduction dans l'oreille les ont fait disparaître sans retour ; pourtant il me restait dans l'oreille interne une obstruction ou engorgement ; et, selon votre avis, j'ai appliqué derrière l'oreille un vésicatoire, que j'ai pansé avec votre baume, ce qui m'a radicalement guéri. Je vous adresse la présente et vous autorise à en faire tel usage que vous jugerez convenable, bien convaincu que ce sera toujours au profit de la science et de l'humanité.

» Agréez, je vous prie, l'assurance de mon éternelle gratitude et de la plus parfaite considération de votre dévoué.

» L. FILLION. »

Dessinateur, 16, Boulevard-Poissonnière.

Neuvième Observation.

Madame Dehainin, dite Denain, nº 10, passage Saunier, avait été atteinte, à la suite d'un accouchement laborieux, de douleurs névralgiques dont le siége principal étaient le cou et la tête du côté gauche. Son médecin, depuis plus de sept mois, avait vainement employé tous les moyens thérapeutiques connus pour combattre cette terrible affection. Les souffrances, surtout vers le soir, étaient excessives, et arrachaient à la malade des cris plaintifs qui se prolongeaient toute la nuit.

Tel était l'état de cette dame lorsqu'elle réclama nos conseils. Après avoir acquis la certitude que nous avions affaire à une affection névralgique à l'état aigu, nous conseillâmes l'usage d'un sirop pris à des doses minimes et des frictions avec notre baume sur les parties que la mal avait envahies. Comme toujours, dans des cas semblables, notre traitement produisit un soulagement sensible, immédiat. Les crises, jusque-là si violentes, le soir surtout, perdirent de leur intensité et de leur durée; les nuits devinrent meilleures. Après deux jours, la douleur avait complétement cédé. A ces moments de fatigue et d'agitation avaient succédé le calme et un sommeil profond et tranquille. Dans les quinze jours qui suivirent la convalescence, il survint quelques rares accès, qui furent combattus avec le même succès par les mêmes moyens. Aujourd'hui la cure paraît radicale.

Dixième Observation.

M. Mira, facteur à la poste aux lettres, demeurant rue Jean-Jacques Rousseau, n° 25, avait été forcé d'interrompre son service à cause d'une grave indisposition que l'on disait être une gastrite. Un régime sévère, du laitage et des potages à la fécule, enfin une nourriture toute végétale, rien n'avait pu arrêter ni les vomissements périodiques, ni la pituite abondante qui fatiguaient le malade depuis quatre à cinq mois.

Nous pensâmes que cette prétendue gastrite n'était autre qu'une *gastralgie* (rhumatisme de l'estomac); en conséquence nous conseillâmes au malade l'usage de notre antinévralgique : que l'on juge de son efficacité par les résultats que nous obtînmes.

L'employé dont nous parlons, outre les vomissements, rendait tous les jours une grande quantité de liquide ressemblant assez à de l'eau albumineuse ; eh bien, le lendemain de notre médication, toute espèce de vomissement avait cessé. L'appétit, jusque-là nul, revenait avec les forces; les viandes rôties ou tout autre aliment étaient parfaitement digérés, c'est dire que le malade, qui ne l'est plus, a pu reprendre ses occupations, et cela après deux jours de traitement.

Comment vous trouvez-vous, lui disait-on en notre présence ? « Ma guérison, répondait-il, étonne tout le monde et m'étonne moi-même, *c'est à mettre dans les journaux.* »

Onzième Observation.

M. Hubert, n° 9, rue Vivienne, tourmenté depuis huit à neuf mois d'un rhumatisme fixé à l'épaule et à l'avant-bras, se présenta à notre cabinet, le 5 juillet 1840. La pâleur, l'altération des traits et les contractions des muscles de la face nous indiquaient assez la nature et le degré des souffrances qui empoisonnaient la vie de ce malade ; nous conseillâmes l'emploi de notre remède, et vingt-quatre heures après, M. Hubert vint lui-même nous rendre compte des effets obtenus.

« Après trois ou quatre frictions et quelques cüillerées de sirop, nous disait-il, la douleur ayant subitement cédé, je m'endormis d'autant plus profondément que depuis longtemps je n'avais pas reposé une heure de suite. Mon sommeil a duré huit heures, et la légère crise que j'éprouvai à mon réveil fut aussitôt apaisée par la continuation des mêmes moyens. » Huit jours après, M. Hubert pouvait, sans en être incommodé, faire une promenade à cheval et dîner gaiement avec ses amis, privés depuis longtemps de sa société. Plusieurs fois, en notre présence, et devant les personnes qui se trouvaient dans notre pharmacie, ce monsieur nous a témoigné sa reconnaissance en nous félicitant sur le mérite de notre précieuse découverte ; plus tard, débarrassé par un purgatif, conseillé par un docteur, d'une pesanteur qui lui était restée dans le bras à la suite de notre traitement, on nous dit qu'il attribuait à ce laxatif les honneurs de sa guérison; nous croyons, nous, avoir le droit d'en réclamer la plus grande part.

Douzième Observation.

M. Labat, chef de bureau à la préfecture de la Seine, demeurant rue des Marais, n° 20 *bis*, témoin des effets merveilleux obtenus par l'usage de notre spécifique chez deux dames habitant toutes deux le n° 74, faubourg du Roule, maison de M. Lamarre, ancien notaire, a désiré se servir des mêmes moyens curatifs. Ce monsieur éprouvait plusieurs fois dans le jour des crises nerveuses si violentes qu'elles lui rétractaient les jambes ; ces crises, une fois passées, lui causaient un état de fatigue et de marasme extraordinaires ; il lui était impossible de monter plusieurs escaliers de suite, ou de faire le plus court trajet à pied, sans éprouver une faiblesse telle qu'il serait tombé s'il n'avait eu sous la main un appui, un soutien quelconque.

Quelques jours après l'emploi de notre médication, il nous a fait l'honneur d'une visite, et nous a assuré que jamais il n'avait fait à pied de si longues courses sans en être incommodé. Les crises étaient bien moins fréquentes et moins vives ; quelques frictions avec notre baume et quelques grammes de sirop les calmaient presque immédiatement. Plusieurs malades nous ont été adressés par ce monsieur ; nous sommes assurés qu'ils ont comme lui-même éprouvé l'efficacité de notre traitement.

Treizième Observation.

M. Mayeux, boucher, rue du Faubourg-Saint-Denis, n° 24, souffrait depuis quatorze mois d'un rhumatisme qui avait envahi toute la jambe droite, mais surtout l'articulation du fémur avec la hanche (sciatique). Plus de huit médecins différents, et parmi eux le docteur Prat, pharmacien en chef de l'hôpital Saint-Louis, avaient successivement donné leurs soins à la personne dont nous parlons, mais sans aucun résultat satisfaisant. Les saignées, les sangsues, les vésicatoires, les potions, les purgatifs, tout avait été employé inutilement. Les douleurs, dans les premiers mois, n'étaient pas continuelles et laissaient au malade quelques instants de calme ; mais dans les derniers temps la position n'était pas tenable. Le moindre travail, la moindre tension d'esprit, rendaient les souffrances plus aiguës ; les nuits surtout étaient affreuses. Toutes les demi-heures, des crises violentes forçaient le malade de se jeter à bas du lit pour se tordre sur un fauteuil où il fallait rester jusqu'au jour.

Une dame du quartier, dont le mari avait été guéri par l'usage de notre remède, avait plusieurs fois engagé M. Mayeux à recourir à nos moyens de guérison. Mais comment croire à la vertu d'un médicament quand on a tout employé sans succès !!! Cependant on se décida à faire l'essai de notre spécifique, dont l'efficacité fut bien constatée. Après quelques frictions avec le baume et quelques cuillerées à café de notre sirop, les douleurs disparurent immédiatement et *complétement*; l'emploi de notre traitement ne datait que de quarante-huit heures, et déjà M. Mayeux pouvait sans inconvénient vaquer à ses affaires, aller aux abattoirs, à Poissy et à Saint-Germain, où l'appelaient ses occupations ou ses plaisirs. Il restait bien un peu de gêne et de roideur dans les membres, surtout après une marche assez longue, mais plus de souffrances, aucun vestige de ces crises terribles qui, depuis longtemps, torturaient ce malade le jour et la nuit.

Deux mois après cette cure vraiment merveilleuse, et dont fut témoin tout un quartier, il survint une affection cutanée assez intense, qui causait au malade une démangeaison insupportable, affection étrangère à la maladie rhumatismale que nous avons combattue avec tant de succès. Voulant rester étrangers au traitement de toute indisposition qui ne serait ni goutteuse, ni rhumatismale ou névralgique, nous avons engagé le malade à recourir aux lumières de son médecin ordinaire, ce qu'il fit en effet ; depuis nous n'avons pas eu de ses nouvelles.

Quatorzième Observation.

M. Girard, n° 20, rue de Paris, à Courbevoie, éprouvait depuis huit à dix mois des douleurs rhumatismales atroces, qui avaient d'abord envahi les reins, la hanche et la cuisse du côté gauche, et qui plus tard se portèrent sur tous les membres. Sa dame et sa demoiselle nous firent part de sa triste position, et nous apprirent que les sangsues, les moxas et les vésicatoires dont on l'avait couvert (dix-huit à vingt vésicatoires et huit ou dix moxas furent appliqués successivement) avaient exaspéré le mal au lieu de le calmer. Depuis près de deux mois, le malade n'avait pas goûté une heure de sommeil. Il ne pouvait ni se coucher, ni s'asseoir, et ses jambes, fatiguées par le poids du corps, pouvaient à peine le porter : l'acuité de la douleur lui arrachait à chaque instant des cris plaintifs qui faisaient mal à entendre. L'état de cet ancien et digne militaire nous toucha vivement ; aussi mîmes-nous le plus grand empressement à lui prodiguer nos soins... Le succès le plus complet vint couronner nos efforts. Dès le deuxième jour, les crises s'apaisèrent entièrement ; le malade put se coucher facilement, et réparer par un sommeil paisible ses forces épuisées par les veilles et la souffrance. Le quatrième ou cinquième jour, il pouvait se promener dans le jardin et les environs de sa maison sans éprouver la moindre douleur. Après quinze à vingt jours de la tranquillité la plus parfaite, un spasme nerveux se fit sentir sur la vessie et rendit difficile et douloureuse l'émission de l'urine.

Le malade effrayé crut à une rétention d'urine, et voulut qu'on le sondât immédiatement. Ce n'était pas notre avis. Un médecin de la localité, qui plus tard reconnut que cette prétendue rétention n'était autre qu'une affection nerveuse fixée sur la vessie, la combattit par des sangsues, des moxas et la sonde à demeure. Ces moyens réveillèrent les douleurs au lieu de les calmer : on revint pour la seconde fois à l'usage de nos agents thérapeutiques. En moins de deux jours, le spasme nerveux du col de la vessie disparut et avec lui les souffrances. Le malade est guéri, moins un peu de faiblesse qui cessera d'autant mieux que l'appétit est excellent et le sommeil paisible. Nous apprenons que M. Girard vient d'entrer aux Invalides, où lui donnaient droit ses trente ans de bons et loyaux services.

Quinzième Observation.

M. Baud, marchand de vin, n° 47, rue Guérin-Boisseau, eut en mars 1840 une affection cérébrale des plus intenses. A la suite de cette cruelle maladie, que l'on combattit avec succès par les moyens ordinaires et surtout à l'aide d'applications prolongées de la glace sur la tête, il survint des douleurs névralgiques qui résistèrent au traitement rationnel qu'employa le médecin ordinaire du malade. L'usage de notre baume amena en quelques jours une guérison complète.

Seizième Observation.

Mme Bollot, rue Saint-Denis, n° 279, éprouvait depuis longtemps des douleurs rhumatismales dans l'abdomen et à l'épigastre. Tous les moyens, tels que les sangsues, bains, cataplasmes, potions éthérées et laudanisées, fomentations émollientes avaient été employés inutilement. L'usage de notre sirop et des frictions sur le siége du mal ont constamment calmé les douleurs ; et si dans la suite il y a eu des recrudescences, les mêmes moyens ont toujours réussi.

Dix-septième Observation.

M. Flocon, rue Thévenot, n° 24, eut au commencement de mars 1840 une violente attaque de goutte au gros orteil du pied droit. Son médecin, qui avait été témoin des expériences que j'avais faites et des cures pour ainsi dire merveilleuses que j'avais obtenues, lui conseilla l'usage de mon remède antigoutteux. Qu'on juge du succès que j'obtins dans cette circonstance! Le malade qui fait le sujet de cette observation avait régulièrement, toutes les années, ces sortes d'attaque. Il était forcé de garder le lit ou la chambre trente à trente-cinq jours ; cette fois, grâce à l'efficacité de notre spécifique, les douleurs cessèrent presque immédiatement, et après trois jours de traitement M. Flocon pouvait sortir et aller à la chambre des députés où l'appelaient ses fonctions.

Dix-huitième Observation.

Mme Blaise, n° 11, rue Saint-Louis, au Marais, éprouva vers la fin de janvier 1840 une violente douleur au poignet droit et tous les symptômes d'un rhumatisme à l'état aigu, avec gonflement et sensibilité extrême. Les moyens ordinaires furent employés inutilement ; et après quelques frictions avec notre baume, toute douleur et toute tuméfaction disparurent en moins de douze heures. Le mieux s'est soutenu, et la guérison est complète.

Dix-neuvième Observation.

Mme Léonard, rue Hauteville, n° 61 (ancien n° 43), pouvait à peine, depuis dix-huit mois, se servir de sa main gauche, à cause des souffrances que lui occasionnait le moindre effort. Au mois de mars dernier, elle fit usage de notre baume ; et, après trois à quatre jours de frictions, non-seulement elle ne ressentit plus aucune espèce de douleur, mais encore elle pouvait faire mouvoir en tous sens le bras et le poignet, sans éprouver la moindre gêne. Ce résultat nous a été communiqué par le médecin de cette dame.

Vingtième Observation.

Le docteur Gœury du Vivier, rue de Grenelle-Saint-Honoré, n° 14, témoin des effets merveilleux obtenus par l'emploi de notre traitement dans un cas de rhumatisme à l'état aigu (voir l'observation sixième), voulut aussi faire usage de notre remède pour combattre un rhumatisme musculaire, existant depuis cinq ans, ayant résisté à tous les traitements connus, et se reproduisant *à l'état aigu* sous l'influence de la chaleur, de l'humidité et du froid.

Ce rhumatisme, d'abord ambulant, a successivement parcouru les extrémités inférieures, les reins, les muscles des épaules, du dos et du thorax, et s'était fixé depuis environ six mois dans les muscles de la cuisse gauche, dans une étendue tellement circonscrite, qu'une pièce de vingt sous pourrait couvrir l'endroit douloureux.

Ces douleurs aiguës et continuelles, et auxquelles M. le docteur Gœury donnait, pour pouvoir les bien faire apprécier, le nom de *térébrantes*, ont été calmées immédiatement par l'emploi de notre baume et de notre sirop. Ces moyens, continués pendant huit jours, ont fait disparaître pendant un mois au moins toute espèce de souffrance. Depuis quelques jours les douleurs, sous l'influence de la température, sont redevenues avec moins de fréquence et d'intensité cependant. Nous avons engagé M. le docteur Gœury à reprendre l'usage de nos moyens curatifs qui, nous en avons la conviction, lui procureront le même soulagement. Notre traitement, suivi plus assidûment, le débarrassera tout à fait de cette cruelle affection.

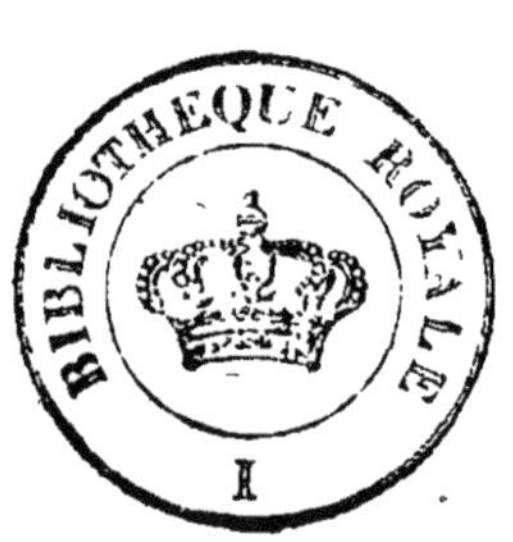